Ishrat Rafique Eshita

Conhecimento e Atitude dos Médicos em relação à Telemedicina

Ishrat Rafique Eshita

Conhecimento e Atitude dos Médicos em relação à Telemedicina

ScienciaScripts

Imprint

Any brand names and product names mentioned in this book are subject to trademark, brand or patent protection and are trademarks or registered trademarks of their respective holders. The use of brand names, product names, common names, trade names, product descriptions etc. even without a particular marking in this work is in no way to be construed to mean that such names may be regarded as unrestricted in respect of trademark and brand protection legislation and could thus be used by anyone.

Cover image: www.ingimage.com

This book is a translation from the original published under ISBN 978-3-330-32829-7.

Publisher:
Sciencia Scripts
is a trademark of
Dodo Books Indian Ocean Ltd. and OmniScriptum S.R.L publishing group

120 High Road, East Finchley, London, N2 9ED, United Kingdom
Str. Armeneasca 28/1, office 1, Chisinau MD-2012, Republic of Moldova, Europe
Printed at: see last page
ISBN: 978-620-7-49169-8

LISTA DE CONTEÚDOS

RESUMO

As tecnologias da informação e da comunicação (TIC) têm um grande potencial para responder a alguns dos desafios enfrentados pelos países desenvolvidos e em desenvolvimento na prestação de serviços de saúde acessíveis, económicos e de elevada qualidade. A telemedicina utiliza as TIC para prestar serviços e trocar informações relacionadas com questões de cuidados de saúde à distância. Este estudo explora os conhecimentos actuais e a atitude dos médicos em relação à telemedicina a um "nível micro". Foi realizado um inquérito transversal a 200 médicos das zonas de Mohammadpur e Mohakhali, na cidade de Daca, por amostragem de conveniência. Foi utilizado um questionário semi-estruturado pré-testado para avaliar os conhecimentos e a atitude dos inquiridos. Foi revelado que a maioria (92%) dos inquiridos tinha conhecimento da telemedicina. Dos 200 inquiridos, 48,5% tinham bons conhecimentos de telemedicina. Cerca de 37% tinham um conhecimento médio e 14,5% tinham um conhecimento fraco da telemedicina. Entre os inquiridos, 48% tinham uma atitude positiva, 32,5% uma atitude moderada e 19,5% uma atitude negativa em relação à telemedicina. Embora se tenha verificado que o seu nível de conhecimentos é elevado, faltou a compreensão clara do conceito de telemedicina. A maioria (75,5%) dos inquiridos pensa que a telemedicina é utilizada para tratamento por telefone. O estudo encontrou associações entre o nível de conhecimentos e a idade, a categoria, as especialidades e o tempo de serviço dos inquiridos. Foram encontradas diferenças estatisticamente significativas no nível de atitude entre os inquiridos que utilizam e os que não utilizam a telemedicina. Embora a maioria (82,5%) dos inquiridos tenha afirmado nunca ter participado em qualquer formação formal sobre telemedicina, 82% dos inquiridos manifestaram interesse em participar em conferências ou seminários relacionados com a telemedicina e 73,5% deles queriam utilizar a telemedicina no seu local de trabalho. Espera-se que os resultados deste estudo contribuam para o êxito da futura implementação de sistemas de telemedicina no Bangladesh.

CAPÍTULO 1

INTRODUÇÃO

Atualmente, a utilização das tecnologias da informação e das aplicações informáticas constitui uma componente integral do trabalho diário nas empresas, nos bancos, na indústria, na educação e nos cuidados de saúde. Como parte das modernas tecnologias da informação e da comunicação, os computadores e a Internet alteraram a forma como as pessoas comunicam e trocam informações entre si. O desenvolvimento desta tecnologia e dos serviços de telecomunicações teve um impacto significativo na qualidade dos cuidados de saúde, especialmente nas zonas rurais, onde o acesso a cuidados de saúde de qualidade tem sido geralmente um obstáculo (Bashshur et al, 2002). A telemedicina é uma dessas tecnologias que trouxe uma oportunidade para as pessoas que vivem em zonas rurais obterem melhor acessibilidade e qualidade dos serviços de saúde. A telemedicina é um dos domínios em crescimento em que as tecnologias da informação e da comunicação desempenham um papel crucial. Esta tecnologia moderna oferece um novo método de prestação de serviços de saúde em diferentes áreas geográficas (Khammarnia, 2010). É utilizada para promover e facilitar a acessibilidade dos serviços de saúde às pessoas quando a distância faz com que o recetor e o prestador de serviços se afastem (Atkinson et al, 2002). Em suma, podemos dizer que é uma das formas de telecomunicação para fornecer informações médicas e serviços médicos. Este serviço inclui todas as actividades da prática médica, como o diagnóstico, o tratamento, a prevenção, a educação e a investigação (Adewale, 2004). Nos últimos anos, a resistência dos utilizadores e a aceitação da tecnologia têm recebido mais atenção na investigação sobre os cuidados de saúde (Kim et al. 2010). Schopenhauer, um filósofo alemão de 1860, sugeriu que existem três fases para a revelação de cada verdade. "Primeiro, é ridicularizada; no segundo, resistida; no terceiro, é considerada evidente".

A mesma situação é aplicável no que respeita a tecnologia da telemedicina. A telemedicina é uma das tecnologias que ajuda a facilitar os cuidados médicos à distância e tem sido considerada útil para chegar aos doentes que vivem em zonas rurais e mal servidas (Alajlani, 2010). O objetivo da telemedicina é colmatar a lacuna entre a elevada procura e o acesso limitado aos cuidados de saúde nas zonas rurais e urbanas (Atkinson et al, 2002). No entanto, ainda não é evidente porque ainda não é parte integrante da prática clássica dos cuidados de saúde (Weiss, 2008).

A adoção bem sucedida da tecnologia de telemedicina depende principalmente do reconhecimento dos obstáculos à telemedicina. O conhecimento, a atitude e a aceitação dos médicos são considerados alguns dos principais desafios da telemedicina. Para ultrapassar estas questões e facilitar a adoção de tecnologias inovadoras, é muito importante compreender os factores que afectam a aceitação das tecnologias de telemedicina pelo pessoal clínico nos cuidados de saúde (Kim et al, 2010).

De facto, o conhecimento e a atitude dos profissionais de saúde em relação à telemedicina são factores importantes que podem influenciar o seu sucesso futuro. A investigação demonstrou que a falta de conhecimentos, competências e formação dos utilizadores, juntamente com factores como a falta de conhecimentos técnicos, os custos iniciais e as questões de reembolso, constituem uma barreira importante à utilização da telemedicina (Judi et al, 2009). Por outro lado, a compreensão correcta da tecnologia da telemedicina, especialmente por parte dos médicos, é um requisito importante para o sucesso da implementação e utilização da tecnologia (Hu et al., 2002). Quanto maior for o conhecimento dos utilizadores sobre os benefícios e capacidades da telemedicina, mais positivas serão as suas atitudes em relação a esta tecnologia. Como resultado, a sua confiança na utilização desta tecnologia aumentará. Consequentemente, se a utilização de uma nova tecnologia for apoiada pelas pessoas que trabalham no terreno, os outros terão mais confiança na utilização da tecnologia e verificar-se-á um maior grau de atitude positiva (Levy et al, 2013). Num estudo de Cramp intitulado "Principles of telemedicine: that an overview and introduction to the history of technology" (Princípios da telemedicina: uma visão geral e introdução à história da tecnologia), ficou claro que o futuro da telemedicina depende da sua aceitação por parte dos profissionais e, mais importante ainda, dos nossos clientes dos cuidados de saúde (Dargahi, 2005).

A telemedicina tem grandes benefícios para os nossos serviços de saúde, tais como a relação custo-eficácia dos cuidados de saúde, o acesso instantâneo à informação, a pesquisa em linha, a menor dependência das instituições de saúde, a redução dos tempos de deslocação e das distâncias entre os doentes e os prestadores de cuidados. Outro grande benefício é o aumento da eficiência de todos os tipos de serviços médicos. Embora a telemedicina apresente uma série de benefícios, alguns dos seus pontos fracos incluem o custo inicial do equipamento e da instalação, a ausência de pagamento por terceiros, problemas de negligência médica, etc. (Crump, 1995)

Os países industrializados têm tido uma experiência significativa com a utilização da telemedicina nos últimos 50 anos. Em 1959, o Nebraska Psychiatric Institute foi uma das primeiras organizações de saúde a implementar a telemedicina nos Estados Unidos (Jung et al., 2012). Utilizou uma ligação televisiva para se ligar ao Hospital de Norfolk, que ficava a 12 milhas de distância. Esta ligação permitia que médicos e doentes estivessem do outro lado (Ramos, 2010). Em abril de 1968, houve outras implementações iniciais de serviços de telemedicina no Hospital Geral de Massachusetts, onde foi utilizado um vídeo de micro-ondas para comunicar com o aeroporto Boston Logan. Com esta ligação, o Massachusetts General Hospital pôde prestar serviços de saúde instantâneos aos funcionários e passageiros do aeroporto. Os serviços prestados no aeroporto de Logan incluíam serviços de cardiologia, dermatologia e radiologia (Adler, 2000). Desde então, a telemedicina registou progressos significativos no mundo desenvolvido. Atualmente, existe uma vasta gama de serviços já implementados nos países industrializados, que vão desde as formas básicas até aos complicados serviços de realidade virtual. Estes serviços podem ser utilizados em todo o lado, sobretudo em zonas com escassez de médicos e de especialistas em determinadas patologias. Além disso, existem vários projectos implementados com êxito e muitos projectos-piloto em desenvolvimento que poderão alterar a forma como os cuidados de saúde são prestados (Bashshur, 2002).

A implementação da telemedicina pode ser mais eficaz em países em desenvolvimento como o Bangladesh, uma vez que estes países estão a ser confrontados com problemas de serviços médicos, necessidades financeiras, falta de recursos e falta de profissionais de saúde (Khalifehsoltani & Gerami, 2010). A telemedicina é uma das tecnologias avançadas que tentam resolver o problema relacionado com a prestação de cuidados de saúde de qualidade (Bashshur, 2002). Os principais objectivos da telemedicina são fornecer apoio à decisão clínica através da partilha de informações entre os prestadores de cuidados de saúde, ultrapassar as barreiras geográficas ligando os consumidores que não se encontram no mesmo local físico e melhorar os resultados dos cuidados de saúde, permitindo aos doentes gerir os seus próprios cuidados de saúde (Horsch & Balbach, 1999).

O Bangladesh aplicou com êxito as tecnologias da informação aos seus sistemas de informação e de gestão, a fim de garantir que estes sejam facilmente acessíveis para a avaliação do desempenho de programas específicos, pelo menos até ao nível sub-distrital. O acesso à Internet foi estabelecido até às instalações a nível dos sindicatos e as clínicas comunitárias serão em breve incluídas na rede HIS para a criação de várias bases de dados que ajudarão à tomada de decisões de gestão. No âmbito da saúde em linha, todos os UHC e os hospitais distritais dispõem de serviços de telefonia móvel para fornecer gratuitamente os conselhos médicos necessários. O serviço de telemedicina está agora disponível em oito hospitais através de dispositivos de videoconferência de alta qualidade, tendo-se alargado a vários milhares de clínicas comunitárias. Isto alarga a oportunidade de fornecer consultas médicas a zonas rurais onde não há acesso a médicos especialistas. O projeto-piloto MOVE-IT abriu a perspetiva de criação de um sistema de informação eletrónico unificado para registar todas as estatísticas vitais e melhorar a cobertura dos serviços prioritários de saúde materna e infantil. Lançado em julho de 2011, o serviço de telemedicina está agora disponível em nove hospitais (três UHC, três hospitais distritais e três hospitais terciários) e utiliza dispositivos de videoconferência de alta qualidade. Deste modo, alargou a oportunidade de consulta médica às zonas rurais, muitas vezes não servidas por médicos especialistas. Até 2013, os serviços de telemedicina serão alargados a vários milhares de clínicas comunitárias e, para facilitar este processo, estão a ser distribuídos mini computadores portáteis com acesso à Internet às clínicas. Atualmente, está em curso um projeto-piloto denominado MOVE-IT que visa criar um sistema de informação eletrónico unificado para registar todas as gravidezes, nascimentos, mortes, causas de morte, eventos de saúde não fatais e cobertura de serviços prioritários para a saúde materna e infantil, aproveitando o poder dos telemóveis e das TI. Este sistema está a ser implementado pelo Governo, em parceria com uma ONG e uma empresa de TI, com financiamento da Rede de Métricas de Saúde da OMS (Bangladesh Health System Review, 2015). Com os grandes avanços dos sistemas médicos modernos e a crescente procura de médicos e cirurgiões qualificados no Bangladesh, torna-se necessário encontrar formas novas e criativas de ajudar a alcançar os objectivos de saúde. A ideia da adoção foi introduzida como uma ferramenta de apoio que poderia promover serviços de saúde de qualidade de forma fácil e conveniente (El-Mahalli, 2012).

CAPÍTULO 2

MATERIAIS E MÉTODOS

Conceção do estudo

Foi realizado um estudo transversal para conhecer os conhecimentos e a atitude dos médicos em relação à telemedicina. Trata-se de um estudo de tipo descritivo.

Duração do estudo

O estudo foi realizado de julho a setembro de 2016 através de entrevistas individuais estruturadas.

Local de estudo

O estudo foi realizado entre os médicos de faculdades de medicina governamentais e não governamentais, hospitais, câmaras privadas, organizações relacionadas com serviços médicos situadas na zona de Mohammadpur e Mohakhali da cidade de Daca e arredores.

População do estudo

Diferentes níveis de médicos, ou seja, todos os médicos registados e a trabalhar no local de estudo participante em várias funções, tais como professores, médicos, especialistas, consultores e médicos de clínica geral. Os critérios de seleção foram os seguintes

Critérios de inclusão

1. Médicos de diferentes níveis no local de estudo selecionado.

2. Médicos que estavam ligados ao serviço de telemedicina.

3. Médicos que se dispuseram a participar neste estudo.

Critérios de exclusão

1. Médicos que estiveram em estágio.

2. Médicos que não quiseram participar neste estudo.

3. Médicos que não se encontravam no local de estudo na altura do estudo.

Tamanho da amostra

Para determinar a dimensão da amostra, foi utilizada a seguinte fórmula

$$n = \frac{z^2 pq}{d^2}$$

Aqui,

n = dimensão da amostra pretendida

z = desvio normal padrão. (Num intervalo de confiança de 95%, o valor habitual é 1,96)

p = Probabilidade da população em estudo

p = 50% = (0,50), uma vez que não foi encontrada nenhuma estimativa relevante.

q = 1 - p = (1 - 0,5) = 0,5

d = Precisão ou erro admissível, 5% = (0,05)

Por conseguinte,

$$n = \frac{z^2 pq}{d^2}$$

= {(1,96)2 X 0,5 X (1-0,5)} / (0,05)2}

= 0.96 / 0.0025

= 384

No entanto, tendo em conta as limitações de recursos, foram incluídos neste estudo 200 participantes.

Técnica de amostragem

Os inquiridos incluídos neste estudo foram seleccionados por amostragem de conveniência.

Instrumentos de recolha de dados

Um questionário semi-estruturado concebido para o estudo foi pré-testado num grupo de médicos antes de ser distribuído aos participantes na investigação. O questionário continha informações sobre os antecedentes dos médicos e avaliava o nível de conhecimento e a atitude dos médicos relativamente aos atributos da telemedicina. O questionário foi construído após uma revisão da literatura relativa à telemedicina (Meher et al., 2009; Ibrahim et al., 2010; Meher et al, 2014). O questionário auto-administrado foi utilizado para o inquérito e é composto por 5 secções: 1) Dados demográficos do inquirido; 2) Sensibilização e informação sobre telemedicina por parte dos inquiridos; 3) Nível de conhecimento em relação à telemedicina; 4) Atitude em relação à telemedicina; 5) Pergunta aberta para os inquiridos.

Na primeira secção, foi pedido aos participantes que fornecessem informações sobre os seus antecedentes pessoais e profissionais. A terceira secção consistia em 11 afirmações para avaliar o nível de conhecimento dos inquiridos relativamente à telemedicina. Esta secção exigia uma resposta graduada a cada afirmação numa escala de dois pontos. Cada afirmação deveria ser respondida com "Sim" ou "Não". Foi atribuída uma pontuação de "1" para "Sim" e de "0" para "Não". Nesta secção, é possível obter um mínimo de 0 e um máximo de 11 pontos. A quarta secção era constituída por 9 afirmações destinadas a avaliar a atitude dos inquiridos em relação à telemedicina. Esta secção exigia uma resposta graduada a cada afirmação numa escala de Likert de cinco pontos, variando de 0 a 4, ou seja, "0" para discordo totalmente, "1" para discordo, "2" para indeciso, "3" para concordo e "4" para concordo totalmente. Nesta secção, é possível obter um mínimo de "0" e um máximo de "36". A quinta secção era constituída por perguntas abertas.

Pontuação da ferramenta

Foram calculadas as pontuações brutas para todas as afirmações sobre conhecimentos e atitudes. Foram calculados a média e o desvio-padrão para as subamostras e o intervalo para as amostras globais. Além disso, as pontuações brutas foram convertidas em percentagem. As pontuações iguais e inferiores a 49% foram consideradas fracas/negativas, as pontuações entre 50% e 70% foram consideradas médias/moderadas e as pontuações iguais e superiores a 71% foram consideradas boas/positivas no que diz respeito à pontuação de conhecimentos e atitudes.

Procedimento de recolha de dados

Depois de explicar o objetivo do estudo e de obter autorização, os dados foram recolhidos através de uma entrevista presencial utilizando um questionário semi-estruturado em bengali.

Gestão e análise de dados

Após a recolha, os dados em bruto foram verificados, limpos, editados e analisados com recurso ao software SPSS [versão 19]. Foram calculadas as médias, os modos, as percentagens e os desvios-padrão para descrever o perfil dos inquiridos. O teste do qui-quadrado foi utilizado, conforme apropriado, para avaliar a significância estatística das diferenças entre as respostas dos participantes. Um valor de $P < 0,05$ foi considerado significativo.

Apresentação de resultados

Foram elaborados quadros e figuras adequados para explicar as informações obtidas

CAPÍTULO 3

RESULTADOS

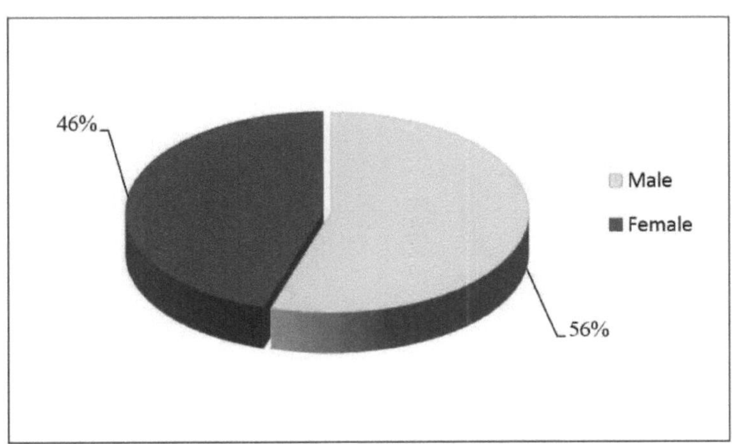

Figure 1
Distribuição dos inquiridos por sexo

[n=200]

A Fig. 1 mostra a distribuição do sexo dos inquiridos, em que, dos 200 inquiridos, 56% (112) eram do sexo masculino e 46% (88) do sexo feminino.

Quadro 1
Distribuição dos inquiridos por faixa etária

[n=200]

Age group (years)	Frequency (f)	Percent (%)	
25-34	111	55.5	Mean = 37.08
35-44	50	25.0	Median = 32.00
45-54	16	8.0	Mode = 28
55-64	16	8.0	Std. Deviation = ±11.241
≥ 65	7	3.5	Minimum = 25
Total	**200**	**100.0**	Maximum = 68

O quadro 1 mostra que a maioria dos inquiridos pertencia ao grupo etário dos 25-34 anos (55,5%), seguido do grupo etário dos 35-44 anos (25%). Os inquiridos pertencentes ao grupo etário dos 45-54 anos e dos 55-64 anos eram os mesmos (8%). Apenas 3,5% dos inquiridos tinham mais de 65 anos. A idade mínima e máxima dos inquiridos era de 25 anos e 68 anos, respetivamente.

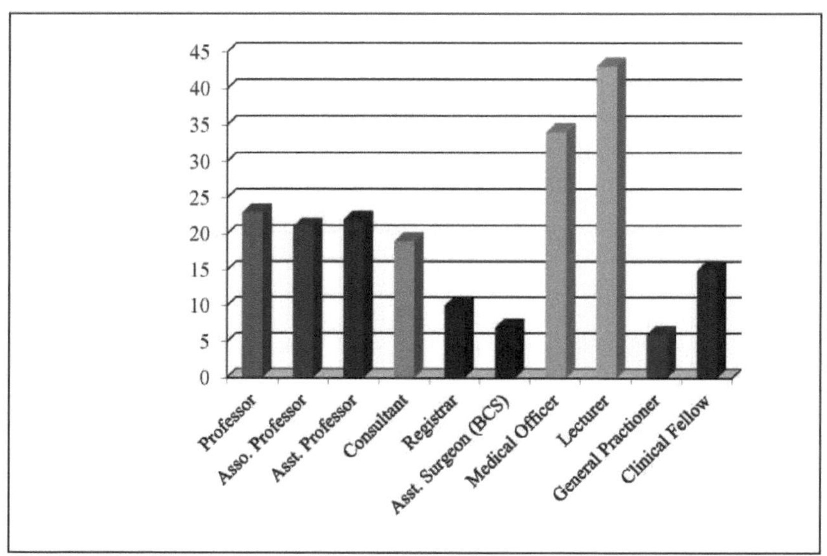

Figure 2
Distribuição dos inquiridos por designação

[n=200]

A Fig. 2 mostra a designação dos inquiridos, em que 21,5% dos inquiridos (43) eram professores envolvidos no ensino da medicina nas respectivas especialidades. 17% dos inquiridos (34) eram médicos de diferentes hospitais. Os restantes 11,5% eram professores (23), 10,5% eram professores associados (21), 11% eram professores adjuntos (22), 9,5% eram consultores (19), 5% eram conservadores (10), 7,5% eram bolseiros clínicos (15), 3,5% eram cirurgiões assistentes do quadro de saúde do BCS (7) e 3% eram médicos de clínica geral (6).

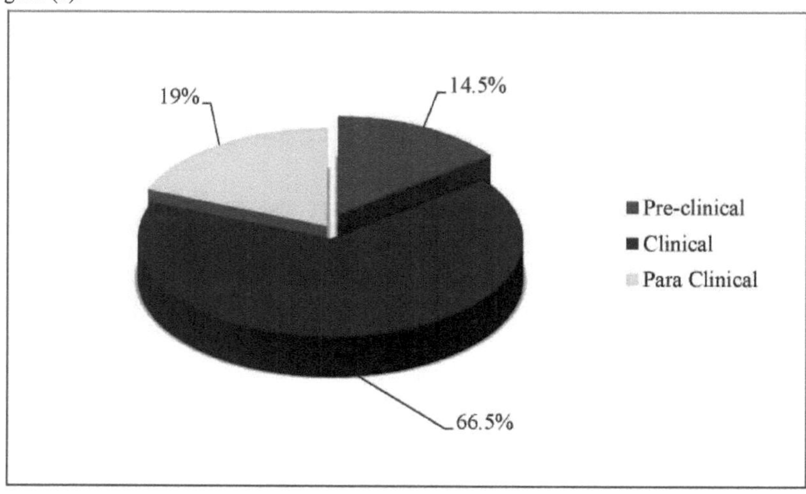

Figure 3

Distribuição dos inquiridos por especialidade
[n=200]

A Fig. 3 mostra que os inquiridos clínicos constituíam a maioria (66,5%) da amostra, seguidos dos inquiridos para-clínicos (19%) e dos inquiridos pré-clínicos (14,5%).

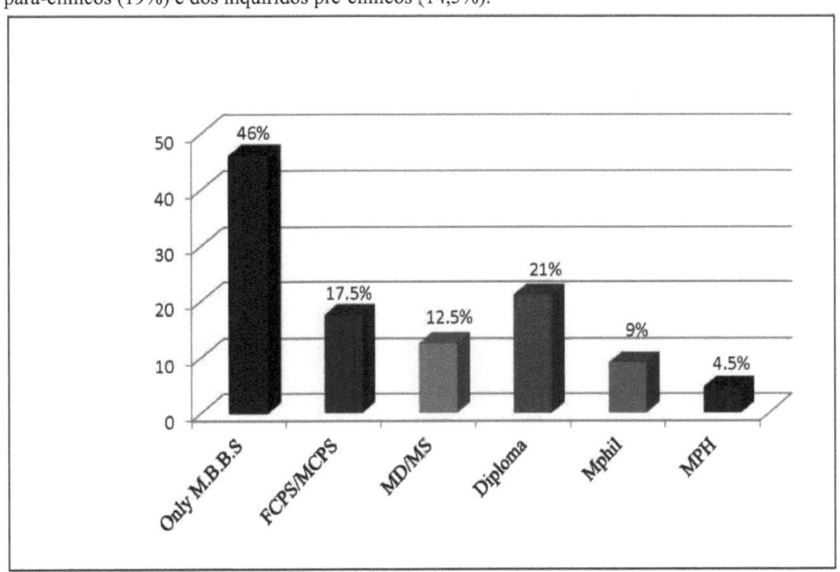

Figure 4
Distribuição dos inquiridos por habilitações literárias

[n=200]

*Múltiplas **respostas**

A Fig-4 mostra que, dos 200 inquiridos, 92 (46%) tinham apenas o grau de M.B.B.S. Os restantes 108 inquiridos tinham vários graus académicos, dos quais 17,5% tinham FCPS/MCPS, 12,5% tinham MD/MS, 21% tinham Diploma, 9% tinham MPhil e 4,5% tinham MPH.

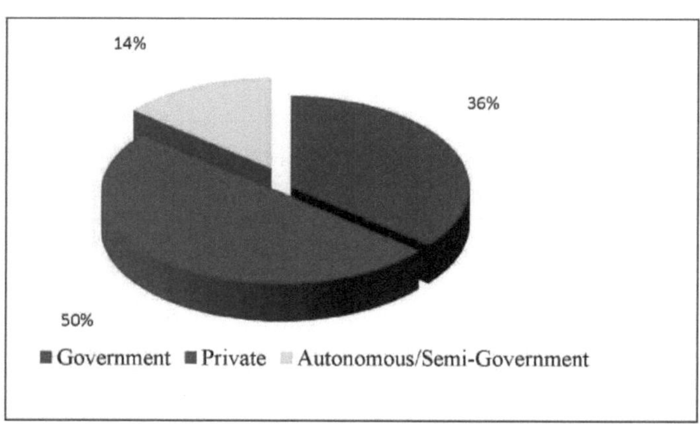

Figure 5
Distribuição dos inquiridos por sectores de atividade

[n=200]

A Fig. 5 mostra que os inquiridos do sector privado constituíam metade da amostra (50%), seguidos dos inquiridos do sector governamental (36%) e dos inquiridos do sector autónomo/semi-governamental (14%).

Quadro 2
Distribuição dos inquiridos por profissão/experiência profissional

[n=200]

Experience in Years	Frequency (f)	Percent (%)	
1 <	21	10.5	Mean = 9.840
1-7	95	47.5	Median = 5.500
8-14	35	17.5	Mode = 2.00
15-21	23	11.5	Std. Deviation = ±10.031
22-28	6	3.0	Minimum = .25
29-35	15	7.5	Maximum = 38.00
≥ 36	5	2.5	
Total	**200**	**100.0**	

A Tabela 2 mostra que a maioria dos inquiridos pertencia ao grupo de experiência de 1-7 anos (47,5%), seguido do grupo de experiência de 8-14 anos (17,5%). Os inquiridos pertencentes ao grupo de experiência de 15-21 anos, 22-28 anos e 29-35 anos eram 11,5%, 3% e 7,5%, respetivamente. 10,5% dos inquiridos tinham menos de 1 ano de experiência e apenas 2,5% dos inquiridos tinham mais de 36 anos de experiência. A experiência mínima era de 4 meses e a máxima de 38 anos.

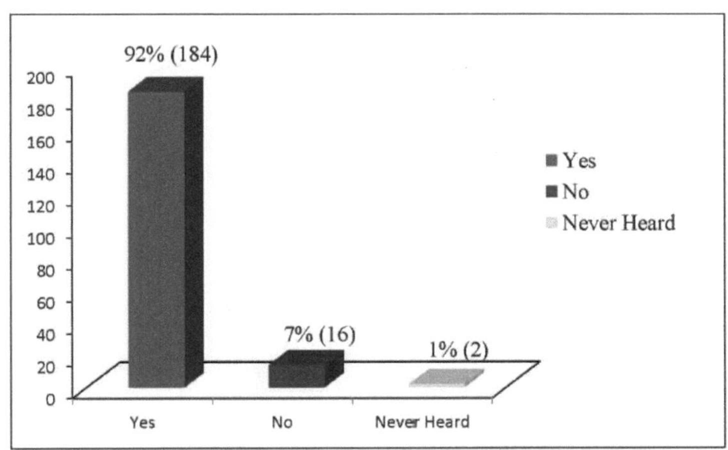

Figure 6
Distribuição dos inquiridos relativamente ao seu conhecimento sobre telemedicina
[n=200]

A Fig. 6 mostra que, em resposta a uma pergunta sobre se conhecem ou não a telemedicina, a maioria dos inquiridos (92%) disse que conhecia a telemedicina (184). Dos restantes 16 inquiridos, 14 responderam que não conhecem a telemedicina (7%) e 2 inquiridos disseram que nunca ouviram falar da telemedicina (1%).

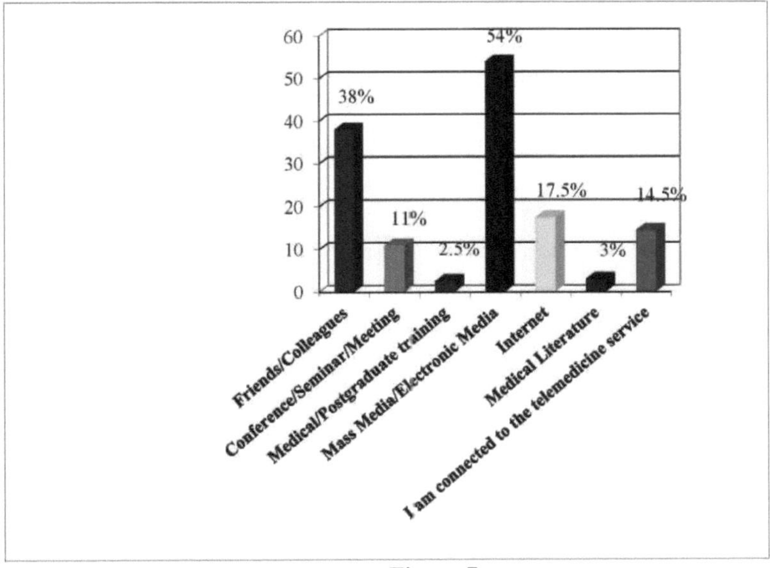

Figure 7
Distribuição das fontes de informação dos inquiridos sobre telemedicina

[n=200]

A Fig. 7 mostra que a maioria dos inquiridos (54%) referiu que os meios de comunicação social/meios electrónicos foram a sua fonte de informação sobre telemedicina, seguidos de 38% de amigos/colegas. Outras fontes mencionadas foram a Internet (17,5%), conferências/seminários/reuniões (11%), literatura médica (3%) e formação médica/de pós-graduação (2,5%). Os restantes 14,5% dos inquiridos afirmaram estar ligados ao serviço de telemedicina ou ter experiência anterior com o serviço de telemedicina.

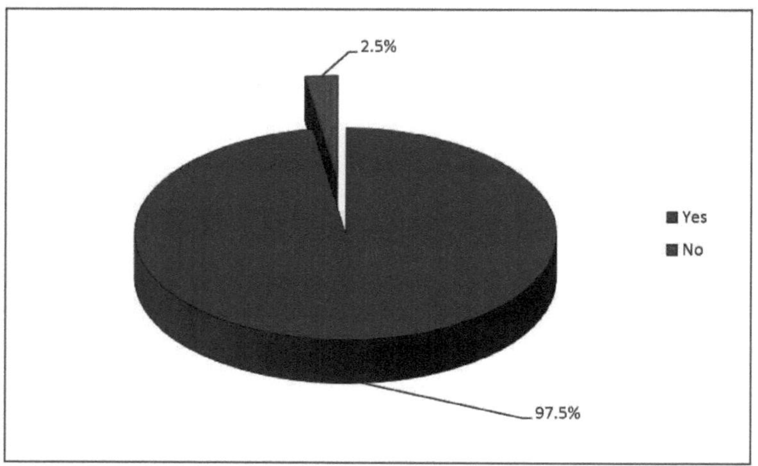

Figure 8

Distribuição dos inquiridos relativamente ao facto de saberem ou não o que é a telemedicina

[n=200]

A Fig. 8 mostra que, em resposta a uma pergunta sobre se sabem ou não o que é a telemedicina, a maioria (97,5%) dos inquiridos disse que sabe o que é a telemedicina (195). Os restantes 2,5% dos inquiridos afirmaram não saber claramente o que é a telemedicina (5).

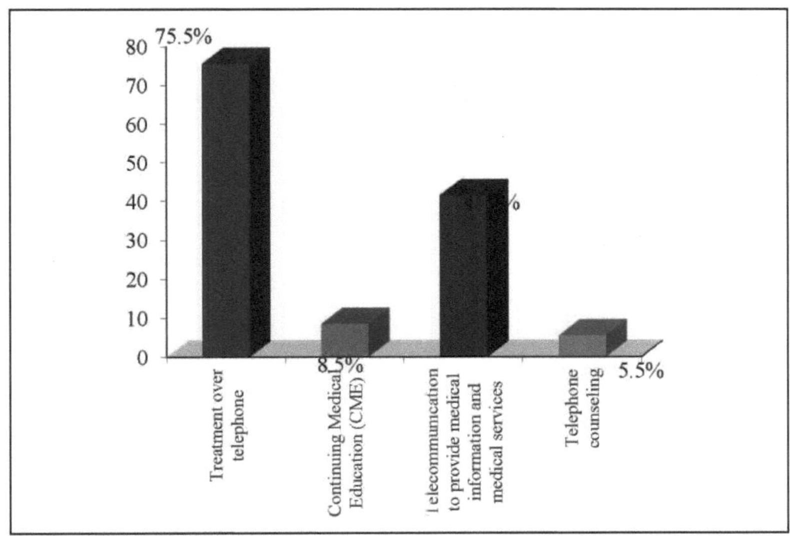

Figure 9

Distribuição das respostas quanto à finalidade da utilização da telemedicina

[n=200]

*Múltiplas **respostas**

A Fig. 9 mostra que a maioria (75,5%) dos inquiridos mencionou que a telemedicina é utilizada para tratamento por telefone. Cerca de 41,5% dos inquiridos consideraram que é utilizada para fornecer informações médicas e serviços médicos. 8,5% disseram que faz parte da educação médica contínua (EMC) e os restantes 5,5% dos inquiridos incluíram-na no aconselhamento telefónico.

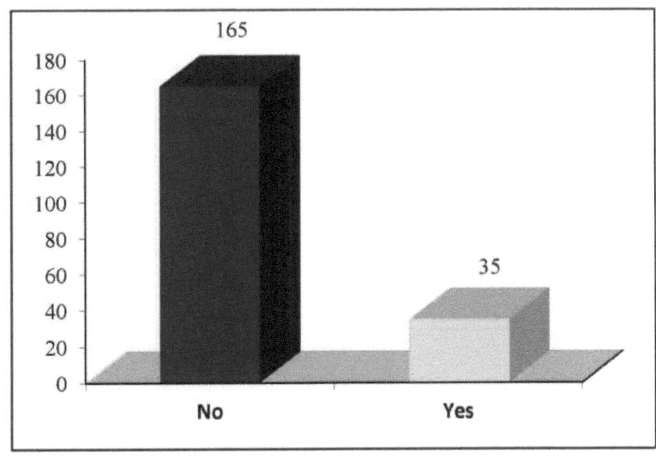

Figure 10

15

Distribuição da participação do inquirido em qualquer formação formal sobre telemedicina

[n=200]

A Fig. 10 mostra que, em resposta a uma pergunta sobre a participação em qualquer formação formal em telemedicina, a maioria dos inquiridos (165) disse que nunca participou em qualquer formação formal em telemedicina. Os restantes 35 inquiridos disseram que tiveram formação formal em telemedicina.

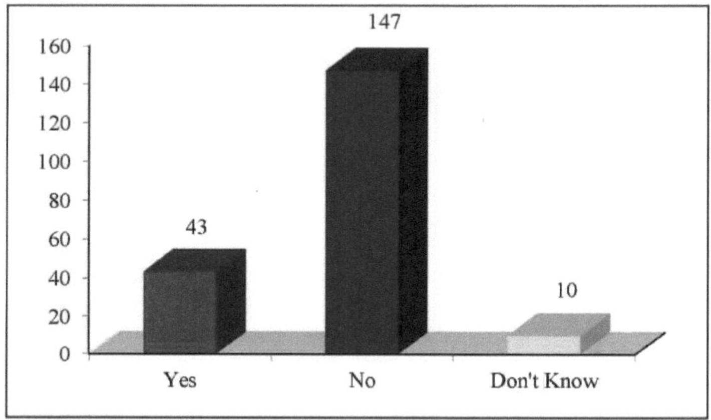

Figure 11

Distribuição das respostas relativas à presença de uma unidade de telemedicina no local de trabalho

[n=200]

A Fig. 10 mostra que, em resposta a uma pergunta sobre a presença de uma unidade de telemedicina no seu local de trabalho, a maioria (147) dos inquiridos afirmou que não existe qualquer unidade de telemedicina no seu local de trabalho. 43 inquiridos responderam "sim" à pergunta sobre a existência de uma unidade de telemedicina no seu local de trabalho e 10 inquiridos responderam que não sabiam.

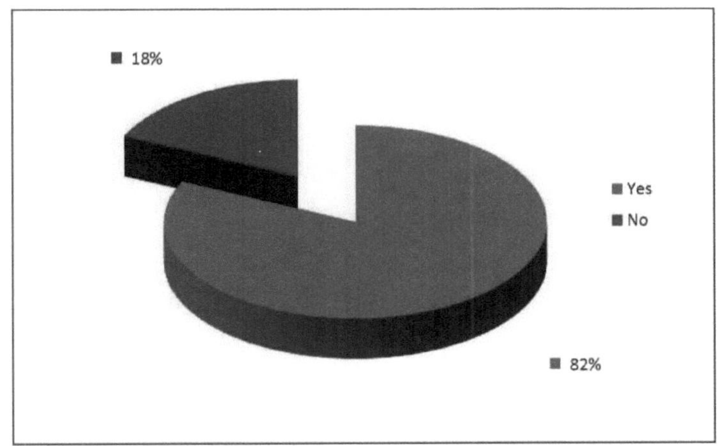

Figure 12

Distribuição dos inquiridos por vontade de participar em qualquer seminário sobre telemedicina

[n=200]

A Fig. 11 mostra que, quando questionados sobre a sua vontade de assistir a um seminário, cerca de 82% disseram "sim". Os restantes 18% não estavam dispostos a assistir a qualquer seminário sobre telemedicina.

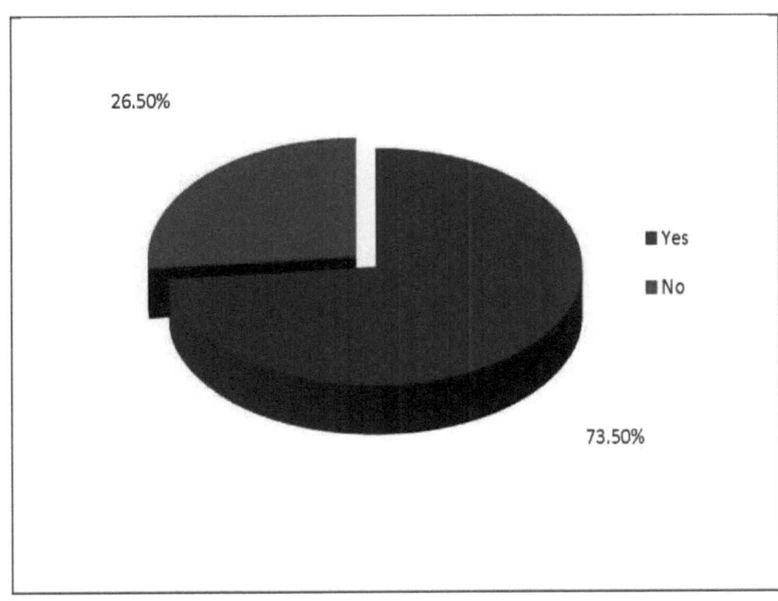

Figure 13

Distribuição dos inquiridos por vontade de utilizar a telemedicina no seu local de trabalho/câmara privada

[n=200]

A Fig. 12 mostra que, quando questionados sobre a sua vontade de utilizar a telemedicina no seu local de trabalho/câmara privada, 73,50% responderam "sim".

Os restantes 26,50% dos inquiridos não estavam dispostos a utilizar a telemedicina no seu local de trabalho/câmara privada.

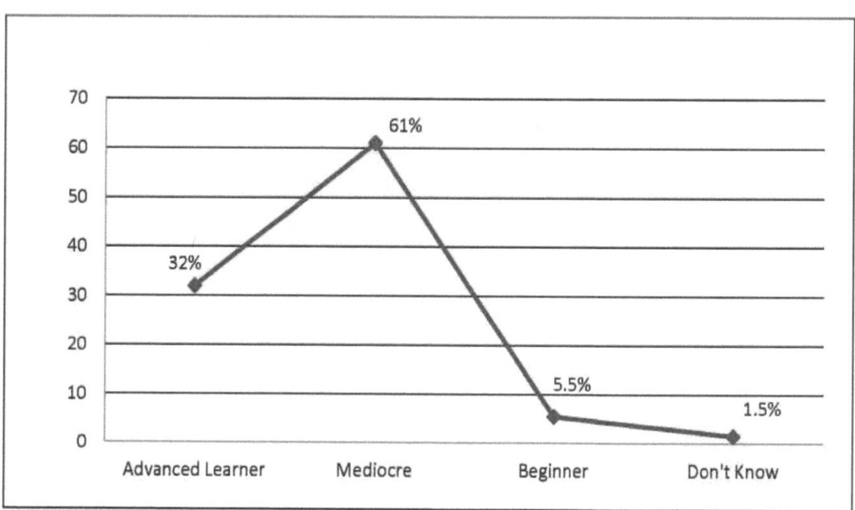

Figure 14

Distribuição das competências do inquirido em matéria de computador e Internet
[n=200]

A Fig. 13 mostra as competências dos inquiridos em matéria de computador e Internet, sendo que 32% dos inquiridos tinham competências avançadas, 61% eram medíocres, 5,5% eram principiantes e 1,5% não tinham competências em matéria de computador e Internet.

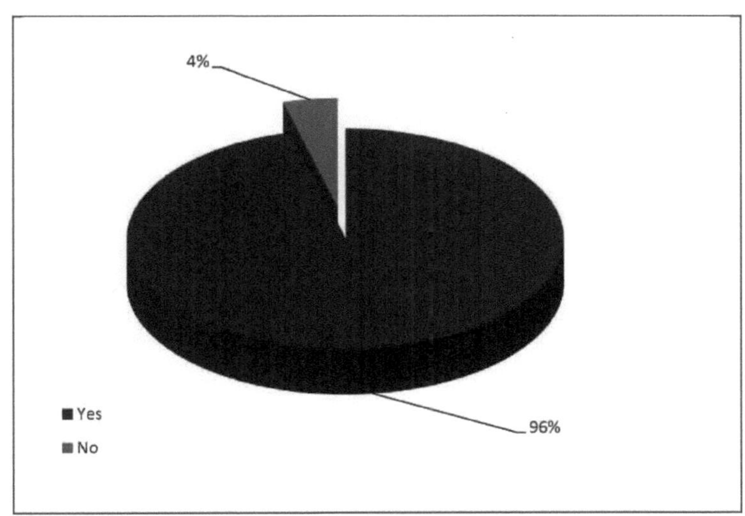

Figure 15
Distribuição dos inquiridos segundo a utilização do correio eletrónico
[n=200]

A Fig. 14 mostra que, dos 200 inquiridos, 96% indicaram ter acesso ao correio eletrónico e os restantes 4% disseram não saber utilizar o correio eletrónico.

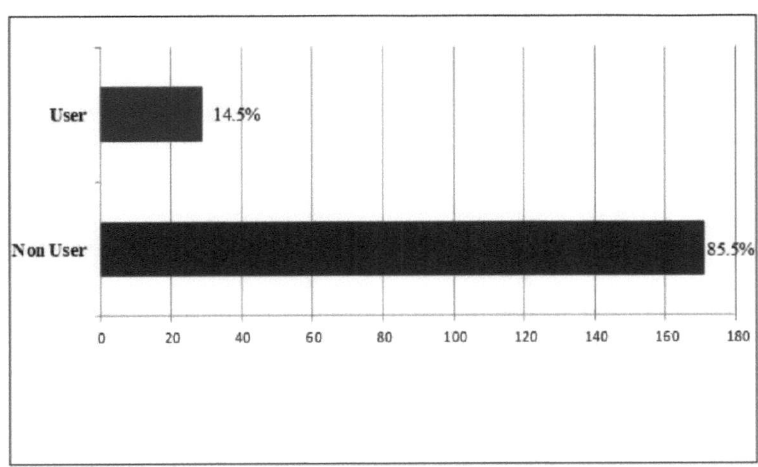

Figure 16
Distribuição dos inquiridos por grupos de utilizadores e não utilizadores de telemedicina
[n=200]

A Fig. 15 mostra que 29 inquiridos estavam ligados ao serviço de telemedicina. Assim, entre os 200 inquiridos, 14,5% eram utilizadores de telemedicina. Os restantes 85,5% (171) nunca tinham experimentado a utilização da telemedicina.

Quadro 3

Distribuição do nível de conhecimento dos inquiridos de acordo com a escala de Likert

[n=200]

Degree	Knowledge			Mean= 7.87
	Poor $\leq$49%	Average 50%-70%	Good $\geq$71%	Median= 8 Mode= 9
Number	29	74	97	Std. Deviation= ±2.26
%	14.5	37	48.5	Minimum= 0 Maximum= 11

A Tabela 3 mostra o nível de conhecimento dos inquiridos, de acordo com a escala de Likert, em que 14,5% tinham um nível de conhecimento fraco ou abaixo da média sobre telemedicina, 37% tinham um nível de conhecimento médio ou moderado e 48,5% tinham um nível de conhecimento elevado ou bom sobre telemedicina. A pontuação mínima para "conhecimentos" foi de 0 e a pontuação máxima foi de 11. A pontuação média foi de 7,87 numa pontuação máxima possível de 11.

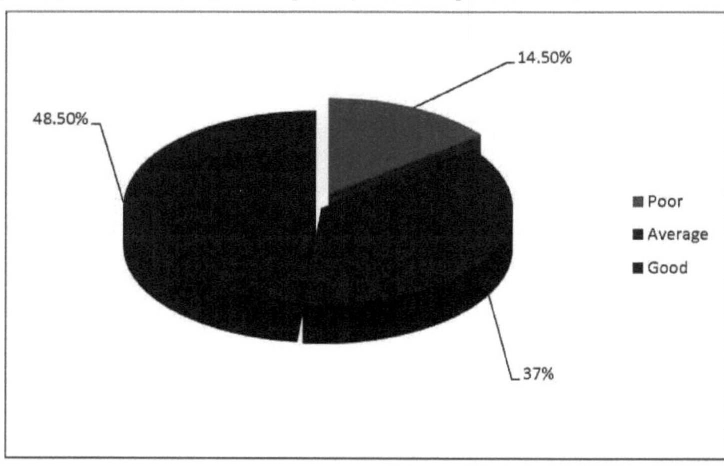

Figure 17

Distribuição dos inquiridos pelo seu nível de conhecimento sobre telemedicina

[n=200]

A Fig. 16 mostra o nível de conhecimento entre os inquiridos, em que 14,5% tinham um nível de conhecimento fraco ou abaixo da média sobre telemedicina, 37% tinham um nível de conhecimento médio ou moderado e 48,5% tinham um nível de conhecimento elevado ou bom sobre telemedicina.

Quadro 4

Distribuição do nível de atitude dos inquiridos de acordo com a escala de Likert

[n=200]

Degree	Attitude			Mean= 23.89
	Negative $\leq$49%	Moderate 50%-70%	Positive $\geq$71%	Median= 25 Mode= 27
Number	39	65	96	Std. Deviation= ±5.87
%	19.5	32.5	48	Minimum= 0 Maximum= 33

20

A Tabela 4 mostra o nível de atitude dos inquiridos de acordo com a escala de Likert, em que 19,5% tinham uma atitude negativa em relação à telemedicina, 32,5% tinham um nível de atitude médio ou moderado e 48% tinham uma atitude positiva em relação à telemedicina. A pontuação mínima para 'Atitude' foi 0 e a pontuação máxima foi 33. A pontuação média foi de 23,89 numa pontuação máxima possível de 36.

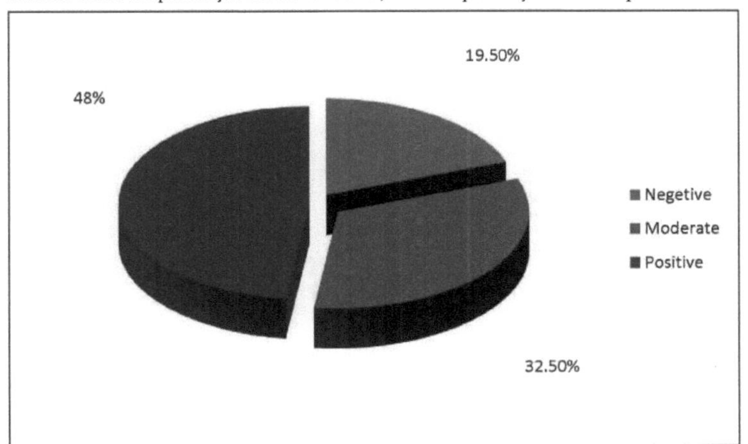

Figure 18

Distribuição dos inquiridos pelo seu nível de atitude em relação à telemedicina

[n=200]

A Fig. 17 mostra o nível de atitude dos inquiridos, em que 19,5% dos inquiridos têm um nível de atitude negativo em relação à telemedicina, 32,5% têm um nível de atitude moderado e 48% têm um nível de atitude positivo em relação à telemedicina.

Quadro 5

Média e DP para os conhecimentos e atitudes da amostra global e das subamostras

[n=200]

Category	Total	%	Knowledge		Attitude	
			Mean	SD	Mean	SD
Overall	200	100	7.87	±2.26	23.89	±5.87
Pre-clinical	29	14.5	8.55	±1.53	25.00	±4.91
Clinical	133	66.5	7.97	±2.29	24.47	±4.81
Para-clinical	38	19	6.97	±2.40	21.00	±8.60
Male	112	56	7.91	±2.36	24.22	±5.25
Female	88	44	7.81	±2.13	23.47	±6.59
Government	72	36	7.86	±1.92	24.58	±4.65
Non-Government	128	64	7.87	±2.43	23.50	±6.44
Age 25-34 Y	111	55.5	7.59	±2.34	24.04	±6.49
Age 35-44 Y	50	25	8.02	±2.01	23.60	±4.51
Age 45-54 Y	16	8	8.38	±1.70	22.19	±7.45
Age 55-64 Y	16	8	9.13	±2.53	25.00	±4.15
Age 65 Y & above	7	3.5	7.14	±2.27	25.00	±3.10
Telemedicine User	29	14.5	7.62	±2.07	28.00	±4.15
Telemedicine Nonuser	171	85.5	7.91	±2.27	23.35	±5.96

A Tabela 5 mostra a distribuição de frequências com a percentagem da amostra total e das subamostras e a média e o DP para o Conhecimento e a Atitude da amostra total e das subamostras. O valor médio mais elevado e mais baixo para o conhecimento da telemedicina foi registado entre os inquiridos cuja faixa etária se situava entre os 55 e os 64 anos (média 9,13 e DP ±2,53) e entre os inquiridos cuja faixa etária se situava entre os 65 anos e mais (média 7,14 e DP ±2,27), respetivamente. O valor médio do conhecimento entre os inquiridos do sexo masculino (7,91) foi ligeiramente superior ao do sexo feminino (7,81). O valor médio mais alto e mais baixo da atitude em relação à telemedicina foi registado entre os inquiridos que eram utilizadores de telemedicina (média 28,00 e DP ±4,15) e entre os inquiridos para-clínicos (média 21,00 e DP ±8,60), respetivamente.

Tabela 6: Conhecimento dos inquiridos sobre o atributo telemedicina [n=200]

Statement	Yes (%)	No (%)
Telemedicine is the use of telecommunication to provide medical information and services	199 (99.5)	1 (0.5)
Telemedicine is part of medical education technology	175 (87.5)	25 (12.5)
Telemedicine provides health care services where distance is a problem	197 (98.5)	3 (1.5)
Face to face interaction of patient and doctors is possible through telemedicine	131 (65.5)	69 (34.5)
Patients management with drugs can be done through telemedicine	175 (62.5)	25 (37.5)
Patients' examination can be communicated through telemedicine	25 (12.5)	175 (87.5)
Patients' investigations can be communicated through the telemedicine	102 (51.0)	98 (49.0)
Follow-up of patients can be done through telemedicine	139 (69.5)	61 (30.5)
Electronic medical record of patients' registration can be maintained through telemedicine	175 (87.5)	25 (12.5)
Telemedicine can be used in battlefield casualties, prisons, for disabled patients and during natural and man-made calamities distance	158 (79)	42 (21.0)
Health care through the internet is a recognized service	147 (73.5)	53 (26.5)

Quadro 7: Atitudes dos inquiridos em relação à telemedicina [n=200]

Statement	SD %	D %	UD %	A %	SA %
Knowing more about computers and applications of ICT in medical field is a must for health professionals	3.5	3.5	9.5	52.5	31
Telemedicine encourages team working among health professionals which leads to quality health care	3.5	7.5	25.5	53.5	10
Application of ICT in health care services reduces the financial burden to government	3.5	7.0	43.5	39.0	7.0
Health for all can be easily achieved through ICT enabled health services	4.5	3.0	31.5	56.0	5.0
Use of Telemedicine could make the distribution of healthcare more even with more emphasis on prevention	2.0	4.0	15.5	66.5	12.0
I would attend training courses in Telemedicine if they were offered at my hospital	3.5	6.5	1.5	82.0	6.5
Patients should be encouraged to have access to medical information through e-mails and websites so that they become better informed of their medical condition	5.0	15.5	14.5	51.0	14.0
Telemedicine combined with easy public access to health information and advice will make for a healthier population in the future	0.5	5.0	31.0	54.5	9.0
Use of Telemedicine will blur the distinction between primary and secondary healthcare by improving the links between patients, nurses, GPs and consultants	3.5	6.5	37.5	42.5	10.0

Table 8

Associação entre o sector de atividade e o nível de conhecimentos dos inquiridos

[n=200]

Working Sector	Knowledge Level			Total N (%)	Statistics
	Poor	Moderate	Good		
	N (%)	N (%)	N (%)		χ^2= 0.521
Government	10 (13.9)	29 (40.3)	33 (45.8)	72 (100)	df= 2
					P= 0.771
Non-government	19 (14.8)	45 (35.2)	64 (50.0)	128 (100)	
Total	29 (14.5)	74 (37.0)	97 (48.5)	200 (100)	

A Tabela 8 mostra que, dos 200 inquiridos, 72 (36%) eram do sector público e 128 (64%) do sector não público. Entre os inquiridos do sector governamental, 33 (45,8%) tinham bons conhecimentos, 29 (40,3%) tinham conhecimentos moderados e 10 (13,9%) tinham poucos conhecimentos sobre telemedicina. A associação entre o sector de trabalho e o nível de conhecimentos não foi estatisticamente significativa (χ^2 = 0,521, df= 2, p=0,771)

Table 9

Associação entre o sector de trabalho e o nível de atitude dos inquiridos

[n=200]

Working Sector	Attitude Level			Total N (%)	Statistics
	Poor	Moderate	Good		
	N (%)	N (%)	N (%)		χ^2= 3.786
Government	9 (12.5)	27 (37.5)	36 (50.0)	72 (100)	df= 2
					P= 0.151
Non-government	30 (23.4)	38 (29.7)	60 (46.9)	128 (100)	
Total	39 (19.5)	65 (32.5)	96 (48.0)	200 (100)	

A Tabela-9 mostra que, dos 200 inquiridos, 72 (36%) eram do sector público e 128 (64%) do sector não público. Entre os inquiridos do sector público, 36 (50,0%) tinham uma atitude positiva, 27 (37,5%) tinham uma atitude moderada e 9 (12,5%) tinham uma atitude negativa em relação à telemedicina. A associação entre o sector de trabalho e o nível de atitude não foi estatisticamente significativa (χ^2 = 3,786, df= 2, p=0,151)

Table 10

Associação entre a especialidade dos inquiridos e o nível de conhecimentos

[n=200]

Specialty of the respondents	Knowledge Level			Total	Statistics
	Poor N (%)	Moderate N (%)	Good N (%)	N (%)	
Pre-clinical	1 (3.4)	10 (34.5)	18 (62.1)	29 (100)	
Clinical	20 (15.0)	45 (33.8)	68 (51.1)	133 (100)	χ^2= 10.026
Para clinical	8 (21.1)	19 (50.0)	11 (28.9)	38 (100)	df= 4 P= .040
Total	29 (14.5)	74 (37.0)	97 (48.5)	200 (100)	

A Tabela-10 mostra que, dos 200 inquiridos, 29 (14,5%) eram Pré-clínicos, 133 (66,5%) Clínicos e 38 (19,0%) Para-clínicos. Entre os inquiridos pré-clínicos, 1 (3,4%) tinha poucos conhecimentos, 10 (34,5%) tinham conhecimentos moderados e 18 (62,1%) tinham bons conhecimentos sobre telemedicina. A associação entre a especialidade dos inquiridos e o nível de conhecimentos foi estatisticamente significativa (χ^2 = 10,026, df= 4, p=0,040)

Table 11

Associação entre a Especialidade dos inquiridos e o nível de Atitude

[n=200]

Specialty of the respondents	Attitude Level			Total	Statistics
	Negative N (%)	Moderate N (%)	Positive N (%)	N (%)	
Pre-clinical	5 (17.2)	6 (20.7)	18 (62.1)	29 (100)	
Clinical	19 (14.3)	54 (40.6)	60 (45.1)	133 (100)	χ^2= 19.440
Para clinical	15 (39.5)	5 (13.2)	18 (47.4)	38 (100)	df= 4 P= .001
Total	39 (19.5)	65 (32.5)	96 (48.0)	200 (100)	

A Tabela 11 mostra que, dos 200 inquiridos, 29 (14,5%) eram Pré-clínicos, 133 (66,5%) Clínicos e 38 (19,0%) Para-clínicos. Entre os inquiridos pré-clínicos, 5 (17,2%) tinham uma atitude negativa, 6 (20,7%) tinham uma atitude moderada e 18 (62,1%) tinham uma atitude positiva em relação à telemedicina. A associação entre a especialidade dos inquiridos e o nível de atitude foi estatisticamente significativa (χ^2 = 10,026, df= 4, p=0,001)

25

Table 12

Associação entre o nível de conhecimentos e as diferentes classificações dos inquiridos [n=200]

Designation of the Respondents	Knowledge Level				Statistics
	Poor N (%)	Moderate N (%)	Good N (%)	Total N (%)	
Professor	3 (13.0%)	9 (39.1%)	11 (47.8%)	23 (100.0%)	
Associate Professor	1 (4.8%)	2 (9.5%)	18 (85.7%)	21 (100.0%)	
Asst. Professor	4 (18.2%)	5 (22.7%)	13 (59.1%)	22 (100.0%)	
Consultant	1 (5.3%)	10 (52.6%)	8 (42.1%)	19 (100.0%)	
Register	1 (10.0%)	4 (40.0%)	5 (50.0%)	10 (100.0%)	χ^2= 34.65
Asst. Surgeon	1 (14.3%)	4 (57.1%)	2 (28.6%)	7 (100.0%)	df= 18 P= 0.01
Medical Officer	5 (14.7%)	13 (38.2%)	16 (47.1%)	34 (100.0%)	
Lecturer	6 (14.0%)	20 (46.5%)	17 (39.5%)	43 (100.0%)	
General Practitioner	0 (0%)	4 (66.7%)	2 (33.3%)	6 (100.0%)	
Clinical Fellow	7 (46.7%)	3 (20.0%)	5 (33.3%)	15 (100.0%)	
Total	29 (14.5%)	74 (37.0%)	97 (48.5%)	200 (100.0%)	

A Tabela-12 mostra que, de um total de 200 inquiridos, a maioria dos que tinham bons conhecimentos de telemedicina eram Professores Associados (85,7%), em comparação com 28,6% dos Cirurgiões Assistentes (BCS). Entre os inquiridos que tinham um conhecimento fraco da telemedicina encontravam-se os Clinical Fellows (46,7%). A associação entre a categoria dos inquiridos e o nível de conhecimentos foi estatisticamente muito significativa (χ^2 = 34,65, df= 18, p=0,01).

Table 13

Associação entre o nível de atitude e as diferentes classificações dos inquiridos

[n=200]

Designation of the Respondents	Attitude Level			Total	Statistics
	Negative	Moderate	Positive		
	N (%)	N (%)	N (%)	N (%)	
Professor	3 (13.0%)	7 (30.4%)	13 (56.5%)	23 (100.0%)	
Associate Professor	1 (4.8%)	9 (42.9%)	11 (52.4%)	21 (100.0%)	
Asst. Professor	2 (9.1%)	12 (54.5%)	8 (36.4%)	22 (100.0%)	
Consultant	4 (21.1%)	9 (47.4%)	6 (31.6%)	19 (100.0%)	
Register	1 (10.0%)	2 (20.0%)	7 (70.0%)	10 (100.0%)	χ^2= 46.372
Asst. Surgeon	1 (14.3%)	1 (14.3%)	5 (71.4%)	7 (100.0%)	df= 18 P= 0.001
Medical Officer	5 (14.7%)	10 (29.4%)	19 (55.9%)	34 (100.0%)	
Lecturer	16 (37.2%)	5 (11.6%)	22 (51.2%)	43 (100.0%)	
General Practitioner	1 (16.7%)	0 (0.0%)	5 (83.3%)	6 (100.0%)	
Clinical Fellow	5 (33.3%)	10 (66.7%)	0 (0.0%)	15 (100.0%)	
Total	39 (19.5%)	65 (32.5%)	96 (48.0%)	200 (100.0%)	

A Tabela 13 mostra que, dos 200 inquiridos, a maioria dos que tiveram uma atitude positiva em relação à telemedicina foram Médicos de Clínica Geral (83,3%), em comparação com 0,0% dos Clínicos. Entre os inquiridos que tinham uma atitude negativa em relação à telemedicina encontravam-se os Professores (37,2%). A associação entre a categoria dos inquiridos e o nível de atitude foi estatisticamente muito significativa (χ^2 = 46,372, df= 18, p=0,001).

27

Table 14

Associação entre o grupo Utilizador Não Utilizador e o nível de conhecimentos dos inquiridos

[n=200]

User and Nonuser group	Knowledge Level			Total N (%)	Statistics
	Poor	Moderate	Good		
	N (%)	N (%)	N (%)		χ^2= 6.822
Telemedicine User	3 (10.3)	17 (58.6)	9 (31.0)	29 (100)	df= 2
					P= 0.033
Telemedicine Non-user	26 (15.2)	57 (33.3)	88 (51.5)	171 (100)	
Total	29 (14.5)	74 (37.0)	97 (48.5)	200 (100)	

A Tabela 14 mostra que, dos 200 inquiridos, 29 (14,5%) eram utilizadores de telemedicina e 171 (85,5%) eram não utilizadores. Entre os inquiridos do grupo de utilizadores de telemedicina, 9 (31,0%) tinham bons conhecimentos, 17 (58,6%) tinham conhecimentos moderados e 3 (10,3%) tinham conhecimentos insuficientes sobre telemedicina. A associação entre o grupo de utilizadores e não utilizadores e o nível de conhecimentos foi estatisticamente significativa (χ^2 = 6,822, df= 2, p=0,033)

Table 15

Associação entre o grupo Utilizador Não Utilizador de telemedicina e o nível de atitude dos inquiridos [n=200]

User and Nonuser Group	Attitude Level			Total N (%)	Statistics
	Negative	Moderate	Positive		
	N (%)	N (%)	N (%)		χ^2= 7.840
Telemedicine User	1 (3.4)	8 (27.6)	20 (69.0)	29 (100)	df= 2
					P= 0.02
Telemedicine Nonuser	38 (22.2)	57 (33.3)	76 (44.4)	171 (100)	
Total	39 (19.5)	65 (32.5)	96 (48.0)	200 (100)	

A Tabela 15 mostra que, dos 200 inquiridos, 29 (14,5%) eram utilizadores de telemedicina e 171 (85,5%) eram não utilizadores. Entre os inquiridos do grupo de utilizadores de telemedicina, 20 (69,0%) tinham uma atitude positiva, 8 (27,6%) tinham uma atitude moderada e 1 (3,4%) tinha uma atitude negativa em relação à telemedicina. A associação entre o grupo de utilizadores e não utilizadores e o nível de atitude foi estatisticamente significativa (χ^2 = 7,840, df= 2, p=0,02).

CAPÍTULO 4

DISCUSSÃO

Este estudo exploratório realizado deu-nos uma ideia geral sobre a disponibilidade dos profissionais de saúde para participarem em serviços de telemedicina no Bangladesh. A telemedicina pode ser um método útil para expandir os cuidados de saúde nas zonas rurais que têm instalações de saúde limitadas. Prevê-se que a telemedicina possa, de facto, ter um impacto mais profundo nos países em desenvolvimento do que nos países desenvolvidos (Edworthy, 2001). A utilização das tecnologias da informação nas organizações de saúde é afetada por muitos factores. Para lidar com estes factores, é necessário ter em conta estratégias adequadas para facilitar a utilização da tecnologia. Entre estes factores, os factores humanos, como o conhecimento e a atitude dos utilizadores em relação à tecnologia, são de grande importância. De facto, para que a tecnologia seja mais útil, simples e eficiente, os médicos devem ter um bom conhecimento e uma atitude positiva em relação a esta nova tecnologia e devem estar dispostos a ser amigos da tecnologia. O nosso estudo concluiu que a maioria dos médicos tem bons conhecimentos e uma opinião positiva em relação ao conceito de telemedicina.

Este estudo transversal foi realizado em áreas seleccionadas aleatoriamente na cidade de Dhaka. Os inquiridos eram médicos com idades compreendidas entre os 25 e os 68 anos, com uma média de 37 anos. A maioria dos inquiridos provinha do sector não governamental (64%) e de especialidades clínicas (66,5%), trabalhando em diferentes hospitais universitários, com 1-14 anos de prática profissional. Os resultados são semelhantes a dois outros estudos: o estudo do Hospital Universitário de Lautech, na Nigéria (Abodunrin & Akande, 2009) e o estudo dos conhecimentos e atitudes dos membros do corpo docente da Universidade de Ciências Médicas de Zahedan, no Irão (Salahaddin & Alipour, 2012).

Os resultados deste estudo mostram que as características demográficas, como a idade e o sexo, dos inquiridos estão significativamente relacionadas com o seu nível de conhecimentos. Observou-se que o nível de conhecimento do inquirido aumenta com a idade. Neste estudo, os inquiridos com mais de 40 anos eram significativamente mais conhecedores do que o grupo etário mais jovem, dos 25 aos 34 anos, e os homens eram mais conhecedores do que as mulheres. A categoria e a duração da experiência de trabalho dos inquiridos também estão relacionadas com o nível de conhecimentos. A maioria (59,5%) dos inquiridos que tinham bons conhecimentos sobre telemedicina pertencia à categoria de Professor, que tendia a ser mais velha e a ter mais tempo de experiência profissional.

Estes resultados são semelhantes aos de um estudo sobre os conhecimentos, a atitude e a prática da saúde eletrónica entre os médicos que trabalham em hospitais privados seleccionados em Daca (Parvin & Shahjahan, 2016). A falta de conhecimentos, de programas de formação ou de orientação adequada em matéria de telemedicina na fase inicial do serviço pode ser a causa deste facto.

Os resultados do presente estudo revelaram que a maioria dos médicos inquiridos (92%) tinha conhecimento da telemedicina, independentemente das suas características pessoais, e quase 85% nunca tinham experimentado a utilização da telemedicina. Um estudo realizado com 2987 médicos italianos sobre o conhecimento da tecnologia da telemedicina revelou que 83% deles já tinham ouvido falar da telemedicina e que alguns consideravam a telemedicina de interesse limitado (Gaggioli et al, 2005). Um estudo realizado entre os profissionais de saúde que trabalham nos hospitais universitários da região de Puducherry, na Índia, revelou um nível de sensibilização de 88% para os serviços de telemedicina (Zayapragassarazan & Kumar, 2016). Estes resultados estão em consonância com os do presente estudo. A maioria dos inquiridos (54%) referiu que os meios de comunicação social/meios electrónicos foram a sua fonte de informação sobre telemedicina, seguidos de 38% de amigos/colegas e 17,5% da Internet. Um estudo sobre Preferência e Sensibilização para a Telemedicina em Doentes dos Cuidados Primários na Coreia também mostrou que a informação sobre telemedicina foi obtida através da televisão (44,4%), do hospital (19,7%) e da Internet (16,2%) (Jung S-G et al, 2012).

Em resposta a uma pergunta sobre a participação em qualquer formação formal em telemedicina, a maioria dos inquiridos (82,5%) afirmou nunca ter participado em qualquer formação formal em telemedicina. Quando questionados sobre a sua vontade de utilizar a telemedicina no seu local de trabalho/câmara privada, 73,5% responderam "sim" e 82% dos inquiridos manifestaram interesse em participar em qualquer conferência ou seminários relacionados com a telemedicina. A maioria dos inquiridos (73,5%) também afirmou que não existe uma unidade de telemedicina no seu local de trabalho. Num estudo realizado na Índia, verificou-se que nenhum dos inquiridos tinha recebido qualquer formação formal em telemedicina. Do mesmo modo, nenhum dos inquiridos tinha participado em conferências ou seminários relacionados com a telemedicina. Apenas 60% manifestaram interesse em adotar esta nova tecnologia para a sua futura carreira. Os inquiridos com menos de 45 anos mostraram mais interesse e 91% dos inquiridos manifestaram interesse em seguir programas de formação e adquirir experiência prática em telemedicina (Zayapragassarazan & Kumar, 2016).

De acordo com os resultados deste estudo, a maioria (83,5%) dos médicos considera que saber mais sobre computadores e aplicações das TIC na área da medicina é uma obrigação para eles. Os resultados estão em consonância com as conclusões de outros estudos, nos quais os médicos referiram a necessidade de utilizar a telemedicina. Por exemplo, o estudo de Bagayoko et al. mostrou que a tecnologia da telemedicina oferece novas oportunidades de formação contínua aos profissionais de saúde em zonas rurais e remotas (Bagayoko et al, 2013). Noutro estudo, verificou-se que a teleconsulta é uma ferramenta poderosa para o diagnóstico e a triagem e pode ajudar a prestar cuidados atempados aos doentes (Blozik et al, 2012). George et al. indicaram que a utilização da telemedicina pode ajudar a consultar especialistas no momento certo para prestar cuidados de elevada qualidade aos doentes. Por conseguinte, as conclusões actuais estão em consonância com os resultados de estudos semelhantes que salientaram os aspectos positivos da tecnologia.

No presente estudo, o nível de conhecimentos dos inquiridos foi considerado bom, com 48,5% dos inquiridos, 37% possuem conhecimentos médios e 14,5% não possuem conhecimentos adequados sobre telemedicina. Este resultado é semelhante às conclusões de El Gatit et al. (2008), que revelou que 12,2% dos médicos tinham conhecimentos limitados sobre telemedicina, 39% tinham um nível elevado de conhecimentos e 48,8% tinham bons conhecimentos sobre telemedicina. Um estudo indiano também encontrou resultados semelhantes em 2016 (Zayapragassarazan & Kumar, 2016). Por outro lado, os resultados são contrariados por um estudo iraniano que concluiu que a maioria dos médicos (96,1%) tinha poucos conhecimentos sobre telemedicina. (Haleh et al, 2013). Do mesmo modo, nos estudos efectuados por Shahpori et al. (2011), os resultados mostraram que os médicos tinham poucos conhecimentos sobre telemedicina.

Embora se tenha verificado que o nível de conhecimentos dos inquiridos é bom, de acordo com a escala do inquérito, falta-lhes a compreensão clara do conceito de telemedicina. O resultado do estudo mostra que a maioria dos inquiridos pensa que a telemedicina é utilizada para tratamento por telefone (75,5%). Cerca de 41,5% consideraram que a telemedicina é utilizada para fornecer informações médicas e serviços médicos. 8,5% disseram que faz parte da educação médica contínua (EMC) e os restantes 5,5% dos inquiridos incluíram-na no aconselhamento telefónico. Mas o serviço de telemedicina não é apenas um tratamento por telefone ou Internet. A tecnologia de telemedicina está equipada com os mais recentes dispositivos de telemedicina, como câmara digital, estetoscópio eletrónico digital, monitor digital de pressão arterial, velocímetro, ultra-sons, teleECG, câmara de documentos, glucómetro, etc. Além disso, necessita de um PC e de ferramentas de videoconferência autónomas. No que respeita ao espetro de transmissão, é necessário dispor de uma boa qualidade (RDIS e LAN), mantendo simultaneamente linhas seguras (Ramesh, 2015).

No que diz respeito à atitude em relação à telemedicina, 41% dos inquiridos têm uma atitude positiva, 39,5% têm uma atitude moderada e 19,5% têm uma atitude negativa em relação à telemedicina. Os médicos deste estudo parecem pensar que a saúde para todos pode ser facilmente alcançada através de serviços de saúde baseados nas TIC e que a utilização da telemedicina pode tornar a distribuição dos cuidados de saúde mais homogénea, com maior ênfase na prevenção. Vários estudos avaliaram que os profissionais de saúde tinham atitudes positivas em relação às TIC (Woodward et al, 2014; Sukums et al, 2014; Bagayoko et al, 2014; Loh et al, 2009). O nosso estudo encontrou atitudes geralmente positivas em relação às TIC, o que é semelhante ao de Loh et al. (2009), Woodward et al. (2014), Kipturgo et al. (2014), Gagnon et al. (2012) e Zailani et al. (2014). As atitudes positivas em relação aos atributos da telemedicina parecem sugerir que as TIC podem oferecer benefícios na prestação de serviços de saúde no Bangladesh.

Os resultados do presente estudo estão de acordo com o inquérito realizado por Barton et al., onde foram encontradas diferenças estatisticamente significativas na atitude em relação à telemedicina, nos conhecimentos auto-avaliados e nas crenças sobre telemedicina entre os médicos utilizadores e não utilizadores de telemedicina (Barton et al, 2007). Embora o conhecimento e a atitude tendam a diferir entre utilizadores e não utilizadores de serviços de telemedicina, as crenças sobre o valor da telemedicina entre utilizadores e não utilizadores tendem a sobrepor-se. Em geral, tanto os utilizadores como os não utilizadores acreditam que a telemedicina tem o potencial de melhorar o acesso aos cuidados, melhorar a continuidade e diminuir o tempo de deslocação dos doentes. A maioria dos inquiridos concorda que os doentes preferem consultar os seus médicos presencialmente, mas reconhece que a telemedicina pode representar uma alternativa a não consultar um médico. As sugestões obtidas dos participantes no presente estudo sublinham a necessidade de programas de sensibilização e a necessidade de formação dos profissionais de saúde e de organização de programas de formação hospitalar para todos os médicos, o que contribuirá para a futura utilização da telemedicina. Estas sugestões estão de acordo com as sugestões propostas nos estudos realizados na Índia sobre a sensibilização e as atitudes em relação à telemedicina entre médicos e doentes (Sushil et al, 2009) e sobre as necessidades de formação do pessoal de telemedicina

(Zayapragassarazan & Kumar, 2013). Ketikidis et al. (2012), nos seus estudos sobre a aceitação das tecnologias da informação no domínio da saúde entre os profissionais de saúde, concluíram que um modelo adequado de aplicação da tecnologia ajudará os profissionais de saúde a adquirir os conhecimentos e as competências esperados em matéria de tecnologias da informação no domínio da saúde, tal como sugerido pelos inquiridos neste estudo.

CAPÍTULO 5

CONCLUSÃO

A tecnologia da telemedicina poderá ter um futuro brilhante e prometedor se receber mais atenção e consideração por parte dos decisores. No presente estudo, verificou-se que os conhecimentos dos médicos sobre telemedicina eram de bom nível e que a maioria deles apoiava a introdução da telemedicina no seu local de trabalho. Foi interessante verificar que uma boa parte dos inquiridos estava ciente do conceito de telemedicina, mas poucos sabiam o que ela implicava, uma vez que a maioria dos inquiridos pensava que a telemedicina era uma forma de serviço de saúde que se realiza através da prestação de tratamento por telefone ou pela Internet. Assim, podemos dizer que há uma necessidade urgente de eliminar os défices de conhecimento para desenvolver os serviços de telemedicina. Verificou-se também que a aceitação, as preferências e a vontade dos médicos de utilizarem a tecnologia da telemedicina são influenciadas pelas suas características, como a idade, a experiência e a afinidade com a tecnologia. O presente estudo revelou uma variação nas preferências dos médicos. Verificou-se uma relação estatisticamente significativa entre a idade, a categoria e o tempo de serviço dos médicos e o nível de conhecimentos dos médicos observados neste estudo, com o nível de conhecimentos a aumentar com a idade e a experiência. Embora se tenha verificado que a maioria dos médicos tem uma atitude positiva em relação à telemedicina, muitos deles consideram que o exame clínico dos doentes é necessário antes de efetuar qualquer procedimento nos doentes. Além disso, há também muitas questões éticas e jurídicas relacionadas com a aplicação da telemedicina em contextos de recursos limitados. A política de saúde do Bangladesh não tem regras e regulamentos específicos para a aplicação eficiente e efectiva das TIC. Uma utilização mais sistemática das TIC no sector da saúde poderia ser assegurada através de um melhor planeamento, acompanhamento e aplicação das políticas de saúde do governo. Estamos convictos de que o Governo deve apoiar ativamente as organizações privadas para que invistam no sector da telemedicina. O Governo deve tomar medidas positivas para remover os obstáculos e aumentar os benefícios dos doentes em geral nos serviços de saúde de telemedicina em todo o país, o que ajudaria não só a gerar novas fontes de emprego, mas também as perspectivas de desenvolvimento do Bangladesh.

RECONHECIMENTO

Expresso a minha profunda gratidão a Deus Todo-Poderoso por tudo, porque as suas bênçãos permitiram que o tempo fosse suficiente para concluir esta investigação. Gostaria de agradecer aos inquiridos que

participaram nesta investigação, fornecendo as informações e a cooperação necessárias relativamente

o estudo. Dr.ª Shaila Hossain, Directora do Departamento de Medicina Comunitária, NIPSOM, Prof. Dr. Bipul Krishna Chanda, Prof. Dr. Biazid Khurshid Riaz, Prof. Dr. Manjurul Haque Khan, Phd, Dr. Kazi Jahangir Hossain, Phd por me terem ajudado neste trabalho.

Por último, gostaria de agradecer aos meus pais, pois só as palavras não podem exprimir verdadeiramente a minha profunda

gratidão e apreço pela minha família, que sempre me deu o seu apoio sempre que precisei.

Com os nossos agradecimentos,

Dr. Ishrat Rafique Eshita

REFERÊNCIAS

Abodunrin O, Akande T. (2009) Knowledge and perception of e-Health and telemedicine among health professionals in LAUTECH teaching hospital, Osogbo, Nigeria. *Intl J Health Res*; 2(1):51-58.

Adewale OS. (2004) An internet-based telemedicine system in Nigeria, International journal of Information management; 24(3):221-34.

Adler, A. T. (2000) A cost-effective portable telemedicine kit for use in Developing countries (Doctoraldissertation, Massachusetts Institute of Technology).

Ahsannun Nessa, Moshaddique Al Ameen, Sana Ullah, Kyung Kwak. (2010) Aplicabilidade da telemedicina no Bangladesh: situação atual e perspectivas futuras. *International Arab Journal of Information Technology*; 7(2):138-145.

Alajlani M, (2010). Questões relacionadas com a aplicação da telemedicina nos países em desenvolvimento: Hashemite Kingdom of Jordan and Syrian Arab Republic (Dissertação de doutoramento, Brunel University, School of In-formation Systems, Computing and Mathematics).

Andres Martmez, Valentm Villarroel, Joaqurn Seoane, Francisco Del Pozo. (2004) Rural Telemedicine for Primary Healthcare in Developing Countries. *Revista IEEE Technology and Society.*

Armfield, N R, S K Edirippulige, N Bradford, A C Smith. (2014) Telemedicina - A carroça está a ser posta à frente do cavalo? *Jornal Médico da Austrália* 200; 9: 530-33.

Austen S, McGrath M. Attitudes to the use of video conferencing in general and specialist psychiatric services. *J Telemed Telecare*;12(3):146-50

Bagayoko C, Gagnon M, Traore D, Anne A, Traore A, Geissbuhler A. (2014) E-Health, outro mecanismo para recrutar e reter profissionais de saúde em áreas remotas: lições aprendidas com o projeto EQUI-ResHuS no Mali. *BMC Med Inform Decis Mak*;14(1):4-4

Bagayoko, C. O., C. Perrin, M. P. Gagnon, A. Geissbuhler. (2013) Educação Continuada a Distância: Uma ferramenta de capacitação para o desisolamento de profissionais de saúde e investigadores. *Journal of General Internal Medicine*; 28(3): 666-70.

Revisão do sistema de saúde do Bangladesh. (2015) *Sistemas de Saúde* em Transição. Revisão **do sistema de saúde do Bangladesh** 2015; Vol. 5 No. 3

Barton PL, Brega AG, Devore PA, Mueller K, Paul ch MJ, Floersch NR. (2007) Conhecimentos e crenças dos médicos especialistas sobre telemedicina: uma comparação entre utilizadores e não utilizadores da tecnologia. *Telemed J E Health*;13(5):487-99.

Bashshur RL, Reardon TG, Shannon GW. (2000) Telemedicine: a new health care delivery system (Telemedicina: um novo sistema de prestação de cuidados de saúde). *Annu Rev Public Health*; 21:613-637.

Cegarra-Navarro JG, Sanchez-Polo MT. (2010) Implementação da telemedicina através da escuta eletrónica em unidades hospitalares no domicílio. *Revista Internacional de Gestão da Informação*; 30(6):552-8.

Chang, J. Y., L. K. Chen, C. H. Chang. (2009) Perspectivas e Expectativas de Oportunidades de Telemedicina de Famílias de Residentes de Lares de Idosos e Cuidadores em Lares de Idosos. *Jornal Internacional de Informática Médica*; n.º 7: 494-502.

Chau PYK, Hu PJH. (2002) Investigating healthcare professionals' decisions to accept telemedicine technology: an empirical test of competing theories, Information & management. 39(4):297-311.

Cloutier P, Cappelli M, Glennie JE, Keresztes C. (2008) Mental health services for children and youth: a survey of Physicians knowledge, attitudes and use of telehealth services. *J Telemed Telecare*; 14(2):98-101

Coleman JR. (2002) HMOs and the future of telemedicine and telehealth: Parte 2. Case Manager. Jul-Ago; 13(4):38- 43.

Craig J, Patterson V. (2005) Introduction to the practice of telemedicine. *Journal of Telemedicine and Telecare*; 11(1):3-9.

CRP (2013) *Relatório Anual do CRP 2013-14*; Disponível [online] FTP: http://www.crp-bangladesh.org/index.php?option=com_joomdoc&task=cat_view&gid=41&Itemi d=65 [Acedido em 13 Dez. 2015].

Crump WJ, Pfeil T. (1995) A telemedicine primer, an introduction to the technology and an overview of the literature. *Arch Fam Med*; 4(9):796-803

Currell R et al. (2000) Telemedicine versus face to face patient care: effects on professional practice and health care outcomes. *Base de dados Cochrane de Revisões Sistemáticas*; Edição 2. Art. No.: CD002098.

Dargahi, H. SMR. (2005) Uma investigação sobre a atitude dos médicos clínicos na implementação da tecnologia de telemedicina nos hospitais TUMS 2003-2004 [em persa]. *Jornal Médico da Universidade de Teerão*; 63(2):99-107.

Davari M, A. Haycox, T. Walley. (2012) The Iranian Health Insurance System; Past Experiences, Present, Challenges and Future Strategies [O sistema de seguro de saúde iraniano; experiências passadas, presente, desafios e estratégias futuras]. *Jornal Iraniano de Saúde Pública*; 41(9):1-9.

Demartines N, O Freiermuth, D Mutter, M Heberer, F Harder. (2003) Knowledge and Acceptance of Telemedicine in Surgery: A Survey. *Journal of Telemedicine and Telecare 6*; no. 3:125-31.

DGHS. (2013) Serviço de Telemedicina nos Centros de Informação e Serviços da União. Disponível [online]. FTP: http://www.dghs.gov.bd/index.php/en/e-health/our-ehealth- eservices/84-english-root/ehealth-eservice/99-telemedicine-service-in-union- information-service-centers [Acedido em 13 Dez. 2015].

Blozik E, I. E, Wildeisen P, Fueglistaler, J. von Overbeck. (2012) A telemedicina pode ajudar a garantir que os pacientes recebam cuidados médicos atempados. *Journal of Telemedicine and Telecare* ;18(2):119-21.

Edward Mutafungwa, Zheng Zhong, Jyri Hamalainen, Timo Korhonen. (2011) On the Use of Home Node Bs for Emergency Telemedicine Applications in Various Indoor Environments. *Jornal Internacional de Saúde Eletrónica e Comunicações Médicas*; 2(1):91-109

Edworthy SM. (2001) Telemedicina nos países em desenvolvimento. *BMJ*; 323(7312):524-5

El Gatit, A. M, A. S. Tabet, M. Sherief, G. Warieth, M. Abougharsa, H. Abouzgaia. (2008) Effects of an Awareness Symposium on the Perception of Libyan Physicians Regarding Telemedicine (Efeitos de um Simpósio de Sensibilização sobre a Perceção dos Médicos Líbios relativamente à Telemedicina). *Jornal de Saúde do Mediterrâneo Oriental*;14(4):926-30.

El-Mahalli, A. A, El-Khafif, S. H, Al-Qahtani, M. F. (2012) Sucessos e desafios na implementação e aplicação da telemedicina na província oriental da Arábia Saudita. Perspectivas em gestão da informação de saúde/AHIMA, Associação Americana de Gestão da Informação de Saúde.

Gaggioli A, di Carlo S, Mantovani F, Castelnuovo G, Riva G. (2005) A telemedicine survey among Milan doctors. *J Telemed Telecare*;11(1):29-34.

Gagnon MP, Desmartis M, Labrecque M, Car J, Pagliari C, Pluye P, et al. (2012) Revisão sistemática dos factores que influenciam a adoção de tecnologias de informação e comunicação pelos profissionais de saúde. *J MedSyst*; 36(1):241- 77.

Gahlinger PM. (1999) Utility of telemedicine on Johnston Atoll. *Jama-J Am Med Assoc.* 25 de agosto; 282(8):735.

Geoffrey Tabo Olok, Walter Onen Yagos, Emilio Ovuga. Conhecimentos e atitudes dos médicos em relação à utilização da saúde eletrónica na prestação de cuidados de saúde em hospitais públicos e privados no Norte do Uganda.

George S, M A, Hamilton R, Baker. (2009) Pre-experience Perceptions about Telemedicine among African Americans and Latinos in South Central Los Angeles, *Telemedicine and e-Health* 15; no. 6: 525-30.

Glinkowski W, Saracen A. (2010) Telenursing-First experiences with mobile phones for wound healing monitoring (role of nurses). *Global Telemed eHealth Updates Knowledge Resources*; 3:597-600

Global Observatory for eHealth Series 2. (2009) Telemedicine: opportunities and developments in Member States: report on the second global survey on eHealth. Dados de Catalogação-na-Publicação da Biblioteca da OMS ISBN 978 92 4 156414 4 (Classificação NLM: W 26.5)

Haghighi MH, Alipour J, Mastaneh Z, Mouseli L. (2011) Estudo de viabilidade da implementação da telemedicina na Universidade de Ciências Médicas de Hormozgan. *Revista médica da Universidade de Hormozgan*; 15(2):128-37.

Haleh Ayatollahi, Fatemeh Zahra, Pourfard Saraki, Mostafa Langarizadeh. (2015) Conhecimento e perceção da tecnologia de telemedicina por parte dos médicos.

Boletim de Saúde 2015. (2015) *Boletim de Saúde 2015*; [Online] Disponível em: http://www.dghs.gov.bd/images/docs/Publicaations/HB%202015_1st_edition_3 1122015.pdf [Acedido em 13 Dez. 2015].

Heinzelmann PJ, Lugn NE, Kvedar JC. (2005) Telemedicina no futuro. *Journal of Telemedicine and Telecare*; 11(8):384-390.

Hicks LL, Boles KE, Hudson ST, Koenig S, Madsen R, Kling B, Tracy J, Mitchell J, Webb W. (2000) An evaluation of satisfaction with telemedicine among health-care professionals. *J Telemed Telecare*; 6(4):209-15

Hjelm, N. M. (2005) Benefits and Drawbacks of Telemedicine. *Journal of Telemedicine and Telecare;* 11(2): 60-70.

Horsch A, Balbach T. (1999) Telemedical information systems. Information Technology in Bio-medicine. *IEEE Transactions on;* 3(3):166-175.

Hu, P. J. H, P. Y. K. Chau, O. R. L. Sheng. (2002) Adoção da Tecnologia de Telemedicina por Organizações de Cuidados de Saúde: An Exploratory Study. *Journal of Organizational Computing and Electronic Commerce 12;* no. 3:179-221.

Ibrahim MIM, Phing CW, Palaian S. (2010) Avaliação do conhecimento e da perceção dos profissionais de saúde da Malásia relativamente à telemedicina. *J Clin Diag Res;* 3:2052-57.

Istiak Al Mamoon, Shahriar Khan. (2005) Telemedicine e services at the Diabetic Association of Bngladesh with technical Collaboration of Grameen Telecom"- 1st Annual Conf. on Prospect and problem of mobile and Land Phones in Bangladesh.

Relatório do IWG Asia, (2014) Roadmap for Telemedicine Key considerations and Recommendations [Em linha] Disponível em: http://www.slideshare.net/rajendrapgupta/road-map-for-telemedicine [Acedido em 13 Dez. 2015].

Judi, H. M, A. A. Razak, H. Mohamed. Feasibility and Critical Success Factors in Implementing Telemedicine (Viabilidade e factores críticos de sucesso na implementação da telemedicina).

Jung S, G., Kweon, H. J., Kim, E. T., Kim, S. A, Choi, J. K, Cho, D. Y. (2012) Preferência e consciência da telemedicina em pacientes de cuidados primários. *Jornal Coreano de Medicina Familiar;* 33(1), 25-33.

Kalam Abul. (2011) Current Situation and Future Opportunity of Telemedicine in Bangladesh [Situação atual e oportunidades futuras da telemedicina no Bangladesh].

Ketikidis P, Dimitrovski T, Lazuras L, Bath PA. (2012) Aceitação de tecnologias de informação em saúde em profissionais de saúde: uma aplicação do modelo revisto de aceitação de tecnologia. *Hlth Inform J,* 18(2):124-34.

Khalifehsoltani S. N. & Gerami M. (2010) E-Health Challenges, Opportunities and Experiences of Developing Countries. apresentado na Conferência Internacional sobre Educação Eletrónica, Negócio Eletrónico, Sanya, China: (IC4E '10).

Khammarnia M. (2010) Feasibility of Remote Mecical Consultation Implementation in the Tertiary Care Hospitals Affiliated to Iran University of Medical Sciences (Dissertação de Mestrado). Teerão: Universidade de Ciências Médicas do Irão.

Kim, J., DelliFraine, J. L., Dansky, K. H., & McCleary, K. J. (2010) Physicians' acceptance of telemedi-cine technology: An empirical test of competing theories. International Journal of Information Systems and Change Management , 4(3), 210-225. doi:10.1504/IJISCM.2010.033076

Kipturgo MK, Kivuti-Bitok LW, Karani AK, Muiva MM. (2014) Atitudes do pessoal de enfermagem em relação à informatização: um caso de dois hospitais em Nairobi, Quénia. BMC Med Inform Decis Mak;14(1):35.

Koh HJ, Yoo TW. (1999) Telemedicina orientada para os cuidados primários. *JKorean Acad Fam Med*; 20:13-22.

Levy, S., e N. Strachan. (2013) Percepções dos prestadores de serviços de saúde mental para crianças e adolescentes sobre a utilização da telessaúde. *Mental Health Practice*;17(1):28-32.

Loh PK, Flicker L, Horner B. (2009) Attitudes toward information and communication technology (ICT) in residential aged care in Western Austral a. *J Am Med Dir Assoc*;10(6):408-13.

Sanaullah M. Chowdhury, Humayun Kabir, Kazi Ashrafuzzaman, Kyung-Sup Kwak. (2009) Uma arquitetura de rede de telecomunicações para a telemedicina no Bangladesh e sua aplicabilidade. *Revista Internacional de Tecnologia de Conteúdos Digitais e suas Aplicações*; 3(3):21-9.

Mahfuz Md. Ashrafi, Noushin Laila Ansari, Bushra Tahseen Malik, Barnaly Rashid. (2011) Evaluating the impact of mobile phone based health help line service in rural Bangladesh. Disponível [em linha]. FTP: http://www.globalhealthhub.org/2011/07/11/evaluating-the-impact-of-mobile-   phone-based-%E2%80%98health-help-line%E2%80%99-service/ [Acedido em 13 Dez. 2015].

Meher K, S. R, S. Tyagi. (2009) Awareness and Att tudes to Telemedicine Among Doctors and Patients in India [Consciencialização e atitudes em relação à telemedicina entre médicos e pacientes na Índia]. *Journal of Telemedicine and Telecare*; 15(3): 139-41.

Michael J. Crawley. (2013) *The R Book* 2nd ed; K John Wiley & Sons, Ltd.

N.Aoki, K. Dunn, K.A.Johnson-Throop, J.P.Turley. (2003) Outcomes and Methods in Telemedicine Evaluation. 9(4):393-401.

Nesbitt TS, Marcin JP, Daschbach MM, Cole SL. (2005) Percepções da qualidade dos cuidados de saúde locais em 7 comunidades rurais com telemedicina. *J Rural Health*; 21(1):79-85

Nessa Ahasanun, M. A. Ameen, Sana Ullah, Kyung Sup Kwak. (2008) Applicability of Telemedicine in Bangladesh : Current Status and Future Prospects.Third International Conference on Convergence and Hybrid Information Technology.

Norris, A. C. (2002) Essentials of telemedicine and telecare. John wiley & sons. Ltd.

Obama's Health Policy document, (2008) [Online] Disponível em http://www.commonwealthfund.org/publications/fund-reports/2008/oct/the- 2008-presidential-candidates-health-reform-proposals--choices-for-america [Acedido em 13 de dezembro de 2015].

Olok et al. BMC Medical Informatics and Decision Making (2015) 15:87 DOI 10.1186/s12911-015-0209-8

Parvin R, Shahjahan M. (2016) mConhecimento, atitude e prática da saúde eletrónica entre os médicos que trabalham em hospitais privados seleccionados em dhaka, Bangladesh. *j Int Soc Telemed eHealth*;4:e15

Radha Rajan, Alain Labrique. (2014) MAMA Aponjon: Translating research into mHealth practice (tradução da investigação para a prática da saúde móvel). 2014, Disponível [online]. FTP: http://www.mobilemamaalliance.org/node/745 [Acedido em 13 Dez. 2015].

Ramesh Gamasu. (2015) Revisão da literatura do sistema de telemedicina para tribulações de saúde de emergência International Journal of Electronics and Electrical Engineering Vol. 3, No. 2.

Ramos V. (2010) Contribuições para a história da Telemedicina das TICs. Em Conferência de Telecomunicações (HISTELCON)

Rao B, Lombardi A. (2009) Telemedicina: situação atual nos países desenvolvidos e em desenvolvimento. Journal of Drugs in Dermatology. 8(4):371-375.

Raqibul Mostafa, Gazi Mehedi Hasan, A.M. Alomgir Kabir, Md Atiqur Rahman. (2011) *Revista Internacional de Saúde Eletrónica e Comunicações Médicas* (IJEHMC) 2(1):P18

Richards H, King G, Reid M, Selvaraj S, McNicol I, Brebner E, Godden D. (2005) Remote working: Survey of attitudes to eHealth of doctors and nurses in rural general practices in the United Kingdom (Inquérito sobre as atitudes de médicos e enfermeiros em relação à saúde em linha no Reino Unido). Fam Pract; 22:2-7

Rodrigues, Joel J.P.C. (2013) Avanços Digitais em Medicina, E-Health e Tecnologias de Comunicação IGI

Global.

Salahaddin Safari Lafti, Alipour Jahanpour. (2014) O estudo do conhecimento e da atitude dos membros do corpo docente da Universidade de Ciências Médicas de Zahedan em relação à telemedicina. *Revista Internacional de Ciências da Vida Actuais*;4(8):4890-94

Shahpori R, M. Hebert, A. Kushniruk, D. Zuege. Telemedicine in the Intensive Care Unit Environment: A Survey of the Attitudes and Perspectives of Critical Care Clinicians.

Shittu L. A. J, A. O. Adesanya, C. M. Izegbu, A. O. Oyewopo, A. Arigbabuwo, A. O. Ashiru. Knowledge and Perception of Health Workers towards Telemedicine Application in a New Teaching Hospital in Lagos (Conhecimento e perceção dos profissionais de saúde em relação à aplicação da telemedicina num novo hospital universitário em Lagos).

Sood SP, et al. (2007) Differences in public and private sector adoption of telemedicine: Indian case study for sectoral adoption. Studies in Health Technology and Informatics; 130:257-268

Sorwar G, Rahamn MM, Uddin R, Hoque MR (2016) Análise da eficácia em termos de custos e de tempo de um serviço de telemedicina no Bangladesh. Stud Health Technol Inform.;231:127- 134.

Strehle EM, Shabde N. (2006) Cem anos de telemedicina: será que esta nova tecnologia tem lugar na pediatria? Archives of Disease in Childhood. 91(12):956-959.

Sukums F, Mensah N, Mpembeni R, Kaltschmidt J, Haefeli WE, Blank A. (2014) Conhecimento e atitudes dos profissionais de saúde em relação às aplicações informáticas nas unidades de saúde rurais africanas. *Ação Global de Saúde*;7.

Sushil KM, Rajeshwar ST, Tanushree C. (2009) Awareness and attitudes to telemedicine among doctors and patients in India (Sensibilização e atitudes em relação à telemedicina entre médicos e pacientes na Índia). *J Telemed Telecare*;15(3):139-41

Tanvir Ahmed, Gerald Bloom, Mohammad Iqbal, Henry Lucas, Sabrina Rasheed, Linda Waldman, Azfar Sadun Khan, Rubana Islam, Abbas Bhuiya. (2014) E-health and M-Health in Bangladesh: Opportunities and Challenges.

Tapash Roy, Lucy Marcil, Rashed H. Chowdhury, Kaosar Afsana, Henry Perry. (2007) The BRAC Manoshi Approach, 2007. Disponível [online]. FTP: http://brac.net/health- nutrition-population/item/867-manoshi

Thiyagarajan, CA Clarke, M. (2006) A Systematic Review of Technical Evaluation in Telemedicine Systems apresentado na Engineering in Medical and biology Society 2006, 28ª Conferência Internacional Anual do IEEE; setembro, pp.6320-6323.

Uzzal Kumar Prodhan. (2016) Uma análise sistemática dos serviços de telemedicina no Bangladesh

Vassallo D, Hoque F, Roberts M, Patterson V, Swinfen P, Swinfen R. (2001) An evaluation of the first year's experience with a low cost telemedicine link in Bangladesh. *Computer Journal of Telemedicine and Telecare*; 7(3):125-138.

Weiss S (2008). The need for a paradigm shift in addressing privacy risks in social networking applications. Em The future of identity in the information society (pp. 161-171). Springer US. doi:10.1007/978-0-387-79026-8_12

OMS. (1998) A health telematics policy in support of WHO's Health-For-All strategy for global health development: report of the WHO group consultation on health telematics, 11-16 December, Geneva, 1997. Genebra, Organização Mundial de Saúde,

Woodward A, Fyfe M, Handuleh J, Patel P, Godman B, Leather A, et al. (2014) Difusão de inovações de saúde eletrónica em contextos "pós-conflito": um estudo qualitativo sobre as experiências pessoais dos profissionais de saúde. *Hum Resour Health*;12(1):22.

Wootton R, Jebamani LS, Dow SA. (2005) E-health and the Universitas 21 organization: 2. Telemedicine and underserved populations. *Jornal de Telemedicina e Telecuidados* ;11(5):221-224

Wootton R. (2008) Telemedicine support for the developing world. *Journal of Telemedicine and Telecare*;14(3):109-114.

Zailani S, Gilani MS, Nikbin D, Iranmanesh M. (2014) Determinantes da aceitação da telemedicina em hospitais públicos seleccionados na Malásia: Perspetiva clínica. *J Med Syst* .;38(9):1-12

Zailani S, M Sayyah Gilani, D Nikbin, M Iranmanesh. (2014) Determinantes da aceitação da telemedicina em hospitais públicos seleccionados na Malásia: Clinical Perspective. *Jornal de Sistemas Médicos*; 38:111.

Zayapragassarazan Z, Kumar S. (2016) Sensibilização, conhecimentos, atitudes e competências de telemedicina entre os profissionais de saúde que trabalham em hospitais universitários. *Jornal de Investigação Clínica e de Diagnóstico*; 10(3):JC01-JC04.

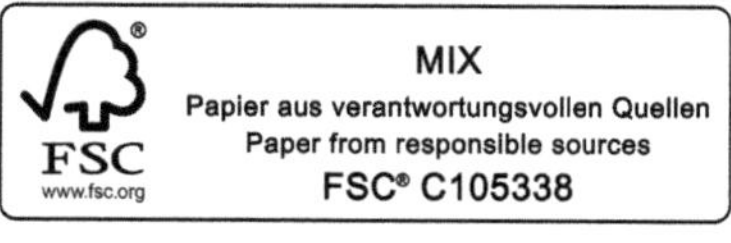
FSC
www.fsc.org
MIX
Papier aus verantwortungsvollen Quellen
Paper from responsible sources
FSC® C105338